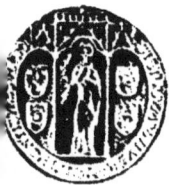

D⁰ Fra

Résultats Actuels

DE LA

Laryngectomie

Dans le Cancer du Larynx

MONTPELLIER

G. FIRMIN, MONTANE ET SICARDI

RÉSULTATS ACTUELS

DE

LA LARYNGECTOMIE

DANS LE CANCER DU LARYNX

PAR

M. François FAVETTE

DOCTEUR EN MÉDECINE

MONTPELLIER

IMPRIMERIE Gustave FIRMIN, MONTANE et SICARDI
Rue Ferdinand-Fabre et Quai du Verdanson

—

1904

A MON PÈRE, A MA MÈRE

*Faible témoignage de reconnaissance
et d'affection.*

A MON FRÈRE, A MA BELLE-SŒUR

A MES PARENTS

A MES AMIS

F. FAVETTE.

A MON PRÉSIDENT DE THÈSE

MONSIEUR LE PROFESSEUR FORGUE

PROFESSEUR DE CLINIQUE CHIRURGICALE A LA FACULTÉ DE MONTPELLIER

CORRESPONDANT DE L'INSTITUT

A TOUS MES MAITRES

DE LA FACULTÉ ET DES HOPITAUX DE MONTPELLIER

A MES MAITRES DE L'HOPITAL CIVIL D'ORAN

F. FAVETTE.

INTRODUCTION

Pendant notre stage à la clinique de M. le professeur Forgue, nous avons eu l'occasion de voir ce chirurgien pratiquer l'extirpation totale du larynx chez un malade atteint de cancer de cet organe, et nous avons pu assister à la sortie de l'hôpital de cet homme complètement guéri.

A l'instigation de notre maître et à propos de ce fait, nous avons entrepris quelques recherches sur les résultats de la laryngectomie totale dans les cas de cancer. Nous serons bref sur la manière d'effectuer cette opération. Tout récent manuel opératoire fournit les indications nécessaires sur ce point. Nous laisserons complètement de côté la prothèse laryngée.

Après un court historique de l'intervention, nous en étudierons les suites, les chances de succès qu'elle procure, comparativement aux opérations conservatrices (thyrotomie et laryngectomie partielle). Nous n'avons pu lire toutes les publications françaises ou étrangères qui ont paru sur cette question et nous savons que notre travail sera trouvé plein de lacunes et bien incomplet. Nous nous estimerons néanmoins satisfait si nous avons pu lui donner assez d'ampleur pour en tirer des conclusions équitables. Pour ces dernières, nous nous sommes laissé guider par notre maître M. Forgue, et nous nous sommes appuyé sur l'autorité incontestable que lui donne une grande expérience de la chirurgie.

———————

PLAN

Chapitre Ier. — Historique.

Chapitre II. — Considérations générales sur l'extirpation totale du larynx.

Chapitre III. — Observations. Résultats et statistiques.

Chapitre IV. — Critique. Comparaison avec les opérations conservatrices.

1° *Inconvénients.*
- 1° Mortalité opératoire.
  - *a)* par hémorragie.
  - *b)* par shock opératoire.
  - *c)* par broncho-pneumonie septique.
- Ces inconvénients existent aussi dans les extirpations partielles.
- 2° Abolition de la voix.

Aujourd'hui, ces contre-indications peuvent être en partie évitées.

2° *Avantages.* — On a plus de chances d'obtenir une guérison définitive, si l'on intervient à temps.

Chapitre V. — Conclusions en faveur de la laryngectomie précoce.

RESULTATS ACTUELS

DE

LA LARYNGECTOMIE

DANS LE CANCER DU LARYNX

CHAPITRE PREMIER

L'extirpation du larynx est une conquête récente de la chirurgie. Elle fut pratiquée pour la première fois sur l'homme en 1866, par Watson, en Angleterre, pour un rétrécissement syphilitique grave.

Mais cette opération avait déjà été tentée expérimentalement. Albers, de Bonn, en 1829, enleva tout ou partie de l'organe chez des chiens. Ces expériences furent reprises en 1870 par Czerny, qui prescrivit l'alimentation avec la sonde œsophagienne et imagina une canule vocale. Nous trouvons le résumé de ces expériences dans un ouvrage du docteur Mandl :

« Sur cinq chiens, l'un a péri au bout de deux jours, deux après quinze jours et un dernier dans la quatrième semaine qui suivit l'opération. La mort devait être attribuée en grande partie à l'asphyxie produite par le déplacement de la canule, la surveillance des trois premiers chiens ayant été fort incomplète. Chez un cinquième chien, grâce à la trachéotomie faite préalablement quelques jours avant l'extirpation du larynx, la trachée est devenue adhérente à la peau et n'a pu s'abaisser. La canule a été très grande et très large pour éviter tout déplacement. L'extirpation a été faite ensuite de la manière suivante : le chien anesthésié étant couché sur le dos, la peau est fendue à partir de l'os hyoïde jusqu'à la fistule de la trachée ; puis on détache les parties molles sur les côtés du larynx ; les muscles thyro-hyoïdien et sterno thyroïdiens seuls sont coupés tout près du cartilage. La trachée est ensuite coupée en travers, immédiatement au-dessous du cartilage cricoïde ; un aide la saisit pour empêcher le sang d'y pénétrer. Il est préférable d'y placer un tuyau de caoutchouc pour faire continuer l'aspiration des substances anesthésiques. Puis on saisit le larynx par ce cricoïde et on le sépare de l'œsophage. Arrivé au niveau des aryténoïdes, on détache le larynx en coupant les grandes cornes du thyroïde qui restent dans leur union avec les grandes cornes de l'hyoïde. On est souvent obligé de faire la ligature de l'artère laryngée supérieure. Czerny a fixé l'épiglotte, dans ses cinq premières opérations, à l'aide d'une suture ; mais dans des expériences ultérieures, l'épiglotte a été extirpée simultanément avec le larynx, et cependant, le chien a pu, dès le lendemain, fort bien avaler des aliments. L'auteur croit l'opération possible chez l'homme. L'alimentation devrait se faire dans les premiers jours à travers la plaie, à l'aide d'une sonde œsophagienne. »

Trois ans plus tard, la laryngectomie devait véritablement entrer dans le domaine de la chirurgie : le 31 décembre 1873, Billroth extirpait le larynx à un homme de 36 ans. atteint de cancer de cet organe. Le succès opératoire était complet, mais l'opéré mourait de récidive sept mois après l'opération.

La tentative de Watson, en 1866, n'eut aucun retentissement, et c'est Billroth qui est considéré comme le père de la laryngectomie.

Depuis, les observations se sont succédé assez nombreuses, notamment en Allemagne, en Autriche, en Italie, en Amérique et en France à partir de 1885. C'est L. Labbé qui pratiqua le premier cette opération en France ; le malade mourut de broncho-pneumonie le quatorzième jour.

En 1881, Foulis, de Glasgow, préconise l'extirpation totale au Congrès international de Londres. Analysant 26 cas d'extirpation totale du larynx, il arrive à cette conclusion que celle-ci est préférable à l'extirpation partielle. Il est vivement combattu par Solis Cohen et F. Simon, qui préfèrent la trachéotomie palliative.

Au 13ᵉ Congrès des chirurgiens allemands, Hahn, Scheede, Kuster combattirent la laryngectomie totale dont les résultats paraissaient si désastreux, et essayèrent de lui substituer la laryngectomie partielle, que Billroth avait entreprise pour la première fois en 1878.

En Allemagne, les travaux se succèdent : mentionnons ceux de Max Schuller (1880), Hahn (1884), Lublinski (1886) et les mémoires moins importants de Burow, Zezas, Salzer, Bohmer.

En 1887, la maladie de l'empereur d'Allemagne donne lieu à des polémiques regrettables, notamment au livre de Mackenzie, *La dernière maladie de Frédéric le Noble*, qui n'est qu'un panégyrique sans portée scientifique.

La même année paraît le mémoire de Kohler sur les conséquences et les résultats de l'extirpation du larynx. Puis viennent les travaux de Schmidt, de Maydl, de Sokolowski, de Wassermann, de Krauss, et enfin de nos jours ceux de Von Bergmann, Von Brunn, Kœrner, Hohenegg, Mickuliez, Von Acker, Graf et de Glück, qui est justement regardé comme le protagoniste actuel de la laryngectomie.

En Angleterre, depuis le Congrès international de Londres (1881), les partisans de la laryngectomie enregistrent, dans les journaux et revues, les résultats immédiats de leur intervention, plus rarement les résultats éloignés. Citons les publications de Bryson Delawan, Whitehead, Wolfenden, Morse, Knewmann, Boccomini et Charters Symonds, plus près de nous celles de Harvey, Miller, et enfin le mémoire de Felix Simon, paru en décembre 1903: *Thyrotomie et laryngectomie dans le cancer du larynx.*

En Italie, nous trouvons la thèse de Salomoni (Pavie, 1888) sur l'extirpation du larynx, quelques observations publiées dans les *Archives italiennes de laryngologie* (4 octobre 1887) par Chiarella et Novaro, un mémoire de Masucci et des articles de Rossegna (avril 1888), de Massei (1889), de Leonardi (1894).

En France, le travail le premier en date est la thèse de Hermantier (1876), où l'auteur discute la technique opératoire. En 1879, Krishaber publie un long mémoire et conclut à l'opération. Blum (*Archives générales de médecine et de chirurgie*, 1882, p. 68) rapporte 38 cas d'extirpation totale. Il conclut ainsi: « L'extirpation du larynx est une opération relativement facile et qui peut être menée à bonne fin. Nous la placerons sur la même ligne que l'extirpation des reins ou celle de l'utérus, c'est-à-dire que nous croyons qu'elle n'est applicable que dans un nombre de cas très restreint. » Heydenreich (1885) préfère la laryngotomie. Baratoux publie dans le *Progrès médical* (1886, p. 263 et 308) un tableau de 169 observations.

Mais le travail le plus considérable se trouve dans la thèse d'agrégation de Schwartz (1886). « Pour nous, conclut l'auteur, la trachéotomie et les opérations palliatives nous paraissent être la règle ; l'extirpation, l'exception. »

Depuis cette époque, peu de travaux d'ensemble ont paru sur cette question ; signalons les thèses de Mongour (Bordeaux, 1890), de Pinçonnat (Paris, 1890), de Perruchet (Paris, 1891). Mais de nombreux articles ou revues ont été publiés dans les journaux scientifiques. Les idées de Schwartz sont celles professées à Paris, ainsi qu'il résulte d'une discussion à l'Académie de médecine (22 novembre 1887) et dans laquelle Tillaux, Trélat et Verneuil se déclarent nettement contre la laryngectomie. L. Labbé prend la défense de l'opération. Il est seul de son avis. La même année, Demons fait à Bordeaux la première laryngectomie avec le plus grand succès.

Le 19 mars 1890, dans une communication faite à la Société de chirurgie, M. Périer indique un nouveau mode d'extirpation du larynx sans trachéotomie préalable.

En 1895, Lavisé publie une statistique de 178 laryngectomies totales pour carcinomes.

En octobre 1903, M. Le Bec, chirurgien à l'hôpital St-Joseph, et son interne, M. Réal, publient l'observation d'un épithélioma du larynx, opéré avec succès. Nous rapportons plus loin cette observation. Les auteurs concluent en faveur de la laryngectomie précoce.

Enfin, notre maître, M. le professeur Forgue, a pratiqué, en décembre dernier, avec le plus grand succès, la laryngectomie chez un malade atteint de cancer du larynx. C'est de cette observation qu'est venue l'idée première de notre travail.

CHAPITRE II

« Le cancer du larynx, écrit Schwartz dans sa thèse d'agrégation, est un de ceux qui restent localisés le plus longtemps, qui infectent le plus rarement les ganglions et l'économie. Pour lui, comme pour le rectum, l'utérus, on a tenté la cure radicale par des opérations chirurgicales merveilleusement combinées ; l'on a osé s'attaquer à la continuité du tube respiratoire lui-même, enlevant largement et complètement les parties molles ».

La longue durée de certains néoplasmes laryngiens est admise aujourd'hui par tous les chirurgiens, et Ruault, au Congrès de chirurgie de 1900, rapportait le cas d'un malade qu'il avait pu suivre pendant près de 8 ans.

On peut évaluer à 18 mois la durée moyenne de l'épithélioma et à 3 ans celle de l'encéphaloïde. C'est en s'appuyant sur ces considérations et sur les résultats obtenus dans cette affection par le traitement palliatif, par la simple trachéotomie principalement, que beaucoup de chirurgiens hésitent à pratiquer la laryngectomie qu'ils considèrent comme une opération très meurtrière. « C'est, dit Koch, un triomphe pour l'opérateur quand l'opéré ne meurt pas sous le scalpel. »

Nous pensons que cette opération a été injustement

appréciée. Depuis la maladie de l'empereur d'Allemagne de nombreux perfectionnements ont été apportés dans le manuel opératoire et dans la prothèse. Les indications et les contre-indications en ont été mieux posées. Autrefois, on n'intervenait qu'en dernière ressource, et c'est ce qui faisait considérer l'opération comme sans profit pour le malade.

Aussi, il nous a paru intéressant de rassembler un certain nombre de laryngectomies totales, principalement les observations des malades opérés avec succès, et de montrer par des statistiques basées sur des cas bien étudiés, tous les avantages de cette brillante opération.

Avant d'aborder cette étude, nous croyons devoir rappeler en quelques mots le manuel opératoire de la laryngectomie totale, tel qu'il a été décrit par M. Périer, à la Société de Chirurgie, dans sa séance du 19 mars 1890.

« J'ai fait d'abord, à un travers de doigt au-dessous du cartilage cricoïde, une incision transversale ne comprenant que la peau et la couche sous-cutanée et étendue d'un sterno-mastoïdien à l'autre. Au-dessus du cartilage thyroïde, entre le cartilage et l'os hyoïde, une autre incision transversale a été également tracée, jusqu'à la membrane thyro-hyoïdienne, puis toutes les deux ont été réunies par une incision médiane, ce qui a permis de rabattre les deux lambeaux en dehors, jusqu'à ce que je sois arrivé au niveau de la muqueuse pharyngienne ; à ce moment le larynx n'était plus fixé que par cette muqueuse. Dans ce premier temps de l'opération, je n'ai rencontré aucun vaisseau important.

» Après avoir passé à travers la trachée un fil pour la maintenir, j'ai tranché ce conduit d'un seul coup de bistouri entre le cartilage cricoïde et le premier anneau trachéal, puis, l'ayant vivement attiré au dehors, j'y ai introduit une canule conique, surmontée d'un entonnoir, pour pouvoir continuer par cette voie l'anesthésie chloroformique. Le larynx, ainsi séparé de la trachée, ne tenait plus à la partie supérieure que par la muqueuse de la paroi antérieure du pharynx; après l'en avoir aisément décollé, je l'ai enlevé, en faisant porter ma section au niveau des grandes cornes du cartilage thyroïde et en conservant ainsi l'épiglotte qui n'était pas malade.

» Cela fait, j'ai rapproché mes deux lambeaux latéraux, que j'ai réunis sur la ligne médiane, sauf à leurs extrémités ; puis j'ai fixé la trachée à la partie inférieure de la plaie, en suturant sa demi-circonférence antérieure à la lèvre inférieure de l'orifice, et sa demi-circonférence postérieure à la lèvre supérieure de cette même ouverture.

» En laissant en haut un orifice, j'avais pour but de faciliter l'application ultérieure d'un appareil ayant pour fonction de conduire l'air dans le pharynx. »

CHAPITRE III

Dans ce chapitre, nous avons rassemblé quelques observations d'extirpation totale du larynx pour cancer qui nous ont paru intéressantes.

La plupart sont empruntées à la thèse de Pinçonnat.

Nous avons publié en résumé les observations d'origine étrangère et, dans leur texte intégral, celles des opérateurs français. Nous les avons placées dans l'ordre chronologique.

OBSERVATION PREMIÈRE (Billroth, de Vienne. *Archiv. für Klinische Chirurgie*, t. XVII, p. 343). — Homme de 36 ans, atteint d'épithélioma du larynx; extirpation de tout le larynx, du tiers supérieur de l'épiglotte, et d'une partie des deux premiers anneaux de la trachée, le 31 décembre 1873. Guérison. Récidive 4 mois après l'opération; mort au bout de sept mois.

OBS. II (Heine, de Prague. *Archiv. für Klinische Chirurgie*, t. XIX, p. 515). — Homme de 50 ans, souffrant d'un carcinome du larynx. Ablation totale du larynx le 23 avril 1874. Guérison opératoire; mort de récidive six mois après l'opération.

2

Obs. III (Kosinski, de Varsovie. *Centralblatt für Chirurgie*, 1877. n° 26, p. 401. Communication privée de l'opérateur au docteur Foulis).— Epithélioma cylindrique du larynx avec perforation de la peau chez une femme de 36 ans. Ablation totale du larynx le 15 mars 1877. Mort de récidive neuf mois après l'opération.

Obs IV. (Thiersch, de Leipzig. *Deutsch. Zeitschrift für Chirurgie*, t. XVI, p. 149. — (Lettre de l'opérateur, 8 novembre 1883, à Solis Cohen). — Epithélioma glandulaire chez un homme de 36 ans. Trachéotomie le 27 septembre 1879. Laryngotomie pour pénétrer jusqu'à la tumeur, le 3 février 1880. Extirpation de tout le larynx et de deux anneaux de la trachée, le 26 février 1880. Guérison jusqu'en 1882, époque où l'on observe la récidive. A ce moment, hémorragie artérielle, ligature de la carotide. Nouvelle hémorragie. On essaie l'extirpation de la tumeur récidivée, diffusée au-dessous du sternum. Mort 8 jours après, le 19 août 1882. La survie, après la laryngectomie, avait été de deux ans et demi.

Obs. V (Thiersch, de Leipzig. *Eodem, loc. cit.*). — Epithélioma du larynx chez un homme de 52 ans. Trachéotomie le 2 mars 1880. Extirpation totale le 15 avril 1880. Guérison. Le malade vivait et se portait bien le 8 novembre 1883, 3 ans et 7 mois après l'opération.

Obs. VI (Winiwarter, de Liège. *Clin. chir. univ.* Liège. Lettre de l'opérateur, 7 octobre 1881, à Solis-Cohen). — Carcinome chez une femme de 55 ans ; extirpation totale du larynx en avril 1881. Guérison. En juillet 1884, trois ans et quatre mois après l'opération, la malade était vivante et se portait bien.

Obs. VII (Gussenbauer, de Prague. *Prager med. Wochens.*, n° 32, p. 308, 1883). — Epithélioma du larynx chez un homme de 48 ans. Extirpation de tout le larynx, le 19 mai 1881. Guérison. D'après une communication de Gussenbauer au professeur Socin, faite à Berlin en avril 1886, l'opéré était encore vivant à cette époque, c'est-à-dire cinq ans après l'opération.

Obs. VIII (Gussenbauer, de Prague. *Prager med. Wochens.*, n° 33, 1883). — Epithélioma du larynx chez un homme de 62 ans. Ablation de tout le larynx en octobre 1881. Guérison. D'après une communication de Gussenbauer au professeur Socin, l'opéré était encore vivant en avril 1886, cinq ans et quatre mois après l'opération.

Obs. IX. (Novaro. Lettre du professeur Massei, à Solis-Cohen). — Carcinome du larynx chez un homme de 52 ans. Trachéotomie en hâte le 19 avril. Laryngectomie totale le 26 juillet 1882. Guérison. Deux ans et trois mois après, en octobre 1884, il n'y avait pas encore de récidive. Le malade était encore vivant en juin 1887. (Baratoux. Tableau de laryngectomies totales, n° 58, *in Progrès Médical.*)

Obs. X. (Von Bergmann, de Riga. *Petersburger med. Woch.*, n° 27, 1886). — Homme de 46 ans, atteint de cancer laryngien s'étendant surtout à droite, ayant envahi l'épiglotte et oblitérant presque complétement le larynx. Le raclage et la destruction de la tumeur ne produisent qu'une amélioration passagère. On enleva complétement le larynx avec l'épiglotte en 1885. La guérison survint en six semaines. Le malade fut présenté encore guéri au 17ᵐᵉ Congrès de la Société allemande de chirurgie, tenu à Berlin en avril 1888.

Obs. XI (E. Schmiegelow, de Copenhague. *Annal. maladies de l'oreille et du larynx*, 1887, p. 636). — Extirpation totale du larynx avec excision de 6 centimètres environ d'œsophage pour une tumeur carcinomateuse. Guérison. Dix mois après l'opération, la malade était en bon état et sans récidive.

Obs. XII. — Hahn. — Homme de 68 ans. Carcinome du larynx. Opéré le 23 octobre 1880, et présenté guéri au Congrès de chirurgie de 1889. (Thèse Mongour. Bordeaux, 1890.)

OBSERVATION XIII

(Extirpation de larynx cancéreux par M. Demons. — Congrès français de chirurgie, 3e session. 1888.)

Il s'agit d'un homme de 57 ans, négociant, entré à l'hôpital Saint-André de Bordeaux le 15 mai 1887.

Fumeur acharné, grand bavard, sujet à des laryngites répétées, ayant eu une syphilis avérée à l'âge de 23 ans, ce malade fut pris d'une aphonie légère en 1876. Krishaber enleva par les voies naturelles un petit polype inséré sur la corde vocale gauche. Depuis ce moment, de temps à autre, toux, légère extinction de voix. En février 1885, M. Moure trouva sur le tiers postérieur de la corde vocale droite une petite tumeur irrégulière, mamelonnée, à large base d'implantation. Traitement antisyphilitique. En avril 1887, M. Moure apprit que le malade n'avait pas cessé, depuis deux ans, d'être enroué. Il était alors gêné pour respirer, mangeait mal et avait maigri. M. Moure vit une tumeur fongueuse occupant la corde vocale droite, le ventricule sous-jacent et la bande ventriculaire du même côté dans son tiers postérieur, tumeur rouge, ulcérée, implantée par une large base sur la partie droite du larynx et commençant à envahir le côté gauche. La région sous-glottique était œdémateuse. La corde vocale gauche, seule, oscillait pendant les mouvements de phonation et d'inspiration.

Le traitement antisyphilitique, déjà suivi sous la direction du docteur Bessette, d'Angoulême, fut continué d'une manière très rigoureuse, sans résultat.

Vingt jours plus tard, aggravation de tous les symptômes. Cornage, mais sans aphonie absolue. Sténose laryngée considérable, l'orifice glottique étant réduit à une fente irrégulière antéro-postérieure.

Trachéotomie moyenne le 17 mai 1887. Soulagement marqué. L'extirpation du larynx est décidée.

M. Moure me donne, sur la nature de la tumeur, son étendue, son siège, sa configuration, son aspect, des notions d'une exactitude merveilleuse que je ne devais pas tarder à vérifier et à constater. Le larynx n'était nullement déformé. Les cartilages avaient conservé leur forme extérieure et leur consistance normales. L'épiglotte était saine. Les ganglions n'étaient point tuméfiés. Les autres organes étaient indemnes de toute lésion. En somme, le mal paraissait bien limité à la cavité laryngienne et en occupait presque exclusivement le côté droit.

Opération, le 7 juin, avec l'aide de M. le docteur Moure. Chloroformisation facile et rapide par la canule.

Substitution de la canule de Trendelenbourg à la canule ordinaire.

Incision verticale et médiane avec le bistouri depuis l'os hyoïde jusqu'au-dessous du cricoïde, un peu au-dessus de la canule. Section avec des cisailles, verticale et médiane, du thyroïde. Les deux lames de ce cartilage étant écartées.

on voit la tumeur avec tous les caractères que lui a assignés M. Moure. Comme elle dépasse un peu la ligne médiane, je me résous à faire l'extirpation totale du larynx. Cette exploration préliminaire donne lieu à un écoulement de sang assez notable et prolonge l'opération. Incision transversale sous-hyoïdienne d'abord avec le bistouri, puis dans les couches profondes, avec le thermo-cautère. Raclage avec la rugine de la face externe des deux lames du cartilage thyroïde, séparation du larynx d'avec le pharynx et l'œsophage en arrière, d'avec l'épiglotte en haut. Le cricoïde est d'abord laissé en place, mais la muqueuse qui le tapisse paraissant malade, ce cricoïde lui-même est enlevé. Pas de suffocation, pas d'hémorragie ; quelques ligatures. Suture de la plaie transversale. L'incision verticale est bourrée de tampons de gaze iodoformée. Tube de Faucher introduit par la bouche dans l'œsophage et laissé à demeure. Durée de l'opération, 1 heure 3/4.

Dans la nuit du 8 au 9, petite hémorragie qui s'arrête spontanément.

Suites bonnes. Fièvre modérée. Aucune complication pulmonaire.

Le 28, remplacement de la canule-tampon par une canule ordinaire. Le 30, enlèvement du tube de Faucher.

Dans le courant de juillet, le malade rentre chez lui, sans larynx artificiel, découragé par les quelques essais infructueux qui avaient été faits, et très satisfait du reste de son état. Santé générale très bonne. Actuellement, la situation est excellente. Le malade respire très bien, mange et dort à merveille, ne tousse pas, n'éprouve pas de souffrance. Il n'y a pas de trace de récidive (18 mars 1888). Il chuchote de manière à se faire comprendre facilement. Il est enchanté.

La tumeur enlevée, examinée par M. le docteur Denucé,

était un épithélioma pavimenteux lobulé à globes épider-
miques.

Le sujet fut présenté au Congrès de chirurgie le 12 octobre 1889, 30 mois après l'opération. Son état général est
excellent. Il n'a pas de larynx artificiel ; il parle cependant à voix basse, mais intelligible.

OBSERVATION XIV

(Concernant l'empereur Frédéric III)
In thèse Mongour. — Bordeaux 1890.

Au moins de mai 1887, les docteurs Gerhardt et Tobolt
constataient pour la première fois l'existence d'une
tumeur du volume d'un pois cassé implantée sur la corde
vocale gauche ; elle leur parut de nature cancéreuse ; leur
opinion fut partagée par les docteurs Wegner, Schrœder
et Bergmann, et tous admirent la nécessité et la possibilité
de la laryngofissure. Mais, vu la responsabilité à encou-
rir, ils décidèrent de faire appeler des spécialistes étran-
gers ; ils choisirent Rouchfuss, de Saint-Pétersbourg,
Stœrck, de Vienne, et Mackenzie. Pour des raisons incon-
nues, ce dernier seul fut mandé. Malgré l'avis contraire
des médecins allemands, il enleva un fragment de la
tumeur, qui fut envoyé à Virchow. Celui-ci affirma nettement avoir affaire à une tumeur bénigne, à une pachy-
dermie laryngée, à « un épaississement verruqueux du
larynx provenant d'inflammation chronique ». La laryngo-
fissure fut dès lors abandonnée, et, le 7 juin, Mackenzie
enlevait une moitié de la tumeur, qui fut également sou-
mise à l'examen microscopique. Virchow déclara que le
caractère essentiel du cancer, c'est-à-dire la pénétration

de l'épithélium dans les parties inférieures de la tumeur, n'existait pas.

28 juin. — Extirpation endolaryngée de la tumeur. Nouvel examen de Virchow, qui croit être en présence d'une excroissance verruqueuse. Amélioration consécutive de l'état local ; la voix est moins rauque et le malade peut soutenir sans fatigue une conversation assez longue. L'opération avait eu lieu en Angleterre, où le futur empereur demeura quelque temps, confié aux soins du docteur Howell.

Départ pour San-Remo. Au mois d'octobre, dans l'un des bulletins journaliers qu'il envoyait à Mackenzie, Howell déclare avoir constaté l'existence d'une tumeur sous-glottique, accompagnée de congestion généralisée du larynx. Mackenzie est appelé en toute hâte et, après examen, croit à l'existence d'un cancer.

Nouvelle consultation avec les médecins allemands, écartés jusqu'alors. La laryngofissure est reconnue impraticable.

La *laryngectomie* paraît la seule chance de salut et est proposée à Frédéric. Mais, sous prétexte de permettre à l'empereur de se déterminer en pleine connaissance de cause, Mackenzie lui fait présenter une statistique dressée par Schrötter. Elle comprenait 135 cas, dont 8 succès probables. Il est à croire qu'elle fut présentée à Frédéric avec les commentaires que l'on retrouve dans le livre de Mackenzie : « On voit que cette opération offre peu de chances de succès, et les conditions de l'existence, après qu'elle a été pratiquée, deviennent des plus pénibles. En effet, le malade est presque complètement rejeté en dehors de la société de ses semblables, et il doit se nourrir d'une façon si difficile, que la suffocation est constamment à craindre et que la mort arrive fréquemment par suite d'inanition. »

Frédéric refusa de servir de sujet à une opération présentée comme un exercice de médecine opératoire.

17 janvier 1888. — Frédéric expectore de grands morceaux de tissus qui furent examinés par Virchow. « Je n'ai aucun doute, dit-il, que ces couches tubulaires et ces filandres soient des faisceaux musculaires primitifs qui ont été détruits par une influence nécrosique... Je n'ai pu déterminer à quel genre d'influence morbide était due la gangrène ni la cause qui avait produit la démarcation et l'exfoliation de la substance. » (*The Lancet*, 18 février 1888.)

8 février 1888. — La trachéotomie est pratiquée par Bramann.

1 mars. — L'existence d'un cancer est démontrée par Waldeyer.

9 mars. — Mort de l'empereur Guillaume. Frédéric III quitte San-Remo et se rend à Charlottenburg.

12 juin. — La nutrition est devenue nécessaire.

15 — Mort à onze heures du matin.

Résultat de l'autopsie pratiquée par Virchow : « Tout le larynx est détruit : sa place est occupée par un large ulcère gangréneux : il ne restait de l'épiglotte que les replis ary épiglottiques. A la base de l'épiglotte, du côté gauche, se trouvait un noyau de la grosseur d'une cerise, et près de lui on voyait plusieurs noyaux semblables de différentes grandeurs, mais tous plus petits que le premier. La membrane muqueuse de la trachée, au-dessous de la plaie, ne portait ni ulcérations ni cicatrices. » Le diagnostic de cancer épithélial était donc nettement établi.

Nous avons tenu à rapporter cette observation pour

bien montrer que l'abstention opératoire conduit fatale-
ment le malade à une fin assez rapprochée. Au contraire,
la laryngectomie, si elle avait été pratiquée dès le début
de l'affection, aurait pu donner une survie de quelques
années, sinon une guérison définitive.

OBSERVATION XV

Extirpation d'un larynx carcinomateux, par E. Herczel

(Société des Sciences médicales de Budapest, séance du 22 novembre 1903)

Homme de 55 ans, qui, au mois de mars, fut pris d'enrouement. Peu de temps après, apparition dans le côté
gauche du cou et dans l'oreille gauche de douleurs lanci-
nantes; plus tard, dysphagie et dyspnée intense. À l'entrée
à l'hôpital on constate sur la moitié gauche du vestibule
du larynx une tumeur inégale, douloureuse à la pression.
Trachéotomie et cinq jours après laryngectomie totale ;
comme les cartilages aryténoïdes semblent atteints, on
fut obligé d'enlever un centimètre et demi de la muqueuse
pharyngée, ainsi que toute la base de l'épiglotte. Le
larynx une fois enlevé, les bords de la plaie pharyngienne
furent suturés sur une étendue de huit centimètres, de
façon à ne laisser autour de l'épiglotte qu'un orifice ayant
la dimension d'une pièce de cinquante centimes. Canule
dans la trachée : sonde dans l'œsophage. Trois semaines
après le malade quittait l'hôpital.

La tumeur était formée par un carcinome glandulaire
primitif.

OBSERVATION XVI

Laryngectomie totale, par le professeur Solis-Cohen, de Philadelphie
Brit. med. journ., 1895, p. 1.100.

Le malade, un homme de 48 ans, est amené d'Amérique pour être présenté à la section de laryngologie de la British Medical Association. En 1876, un papillome du larynx a été enlevé chez lui par Lefferts ; en 1886 seulement il survient une récidive qui fut traitée sans succès par tous les moyens ; enfin, en 1892, les troubles respiratoires et les douleurs obligèrent à recourir à la laryngectomie, la tumeur ayant traversé la paroi laryngée et faisant saillie dans le cou.

Voici comment cette opération fut pratiquée : incision de la membrane hyo-épiglottique et section transversale au-dessous de l'épiglotte saine ; le larynx fut ensuite attiré, soigneusement séparé de l'œsophage jusqu'à la base du premier anneau de la trachée, enlevé avec cet anneau et enfin fixé aux lèvres de l'incision. Un tube stomacal fut, de plus, introduit par la plaie, mais il ne fut d'aucune utilité et il était gênant. Durant 80 heures l'opéré fut sans cesse sous la garde des médecins, et plus d'une fois il aurait succombé sans cela, les mucosités venant obstruer la trachée ; le tube stomacal fut rejeté la troisième nuit et laissé de côté depuis ; au bout de cinq jours l'opéré commence à se nourrir par la bouche et l'on pouvait parfaitement voir l'œsophage s'ouvrir pour recevoir les liquides. Le rétablissement s'est fait très simplement ; l'opéré se porte toujours bien, il respire librement par sa canule ; il parle bien et peut même chanter sans le secours d'une glotte artificielle qui n'a jamais été essayée ; seuls, les efforts quelque peu considérables sont impossibles.

OBSERVATION XVII

(Publiée dans les *Annales des Maladies du larynx* en octobre 1903, par Le Bec, chirurgien de l'hôpital Saint-Joseph, et Réal, interne du service.)

François Nicolas X..., 50 ans, cordonnier. Antécédents héréditaires et personnels nuls.

Les premiers troubles apparaissent en décembre 1901. Ce sont des bourdonnements d'oreilles, des suffocations passagères, des quintes de toux, des douleurs prurigineuses siégeant au niveau du larynx.

Un médecin est consulté à cette époque. Il porte le diagnostic de laryngite banale et prescrit : sirop de tolu, inhalations d'une infusion de feuilles de coca.

Cet état reste stationnaire pendant 6 mois, puis les troubles de la voix apparaissent et s'accentuent, l'enrouement devient de plus en plus marqué, les suffocations se reproduisent fréquemment et empêchent le malade de reposer la nuit.

Le 8 octobre 1902, le malade prend une consultation à l'hôpital Cochin, d'où on l'adresse à un médecin spécialiste ; ce dernier donne un certificat concluant à une tuberculose laryngée et conseillant l'admission à l'hôpital, une trachéotomie d'urgence pouvant s'imposer d'un moment à l'autre à cause du rétrécissement glottique.

A son entrée à l'hôpital Saint-Joseph, en décembre 1902, le diagnostic laryngologique n'est plus hésitant. L'examen microscopique du larynx extirpé permet de se rendre compte de la forme et de l'étendue des lésions.

La phonation et la respiration sont d'ailleurs gravement compromises. Le malade a beaucoup de peine à parler à voix basse. Les accès de suffocation se renouvellent à la moindre excitation ; un simple examen laryngologique suffit à les provoquer. Le malade présente du cornage : la toux est fréquente et se termine par l'expulsion de nombreux crachats qui ne contiennent aucun bacille de Koch. Peu de douleurs. Aucune gêne à la déglutition.

Le larynx est saillant, très large transversalement, absolument indolore à la pression. Il se laisse déplacer dans tous les sens.

Il n'y a pas d'adénopathie cancéreuse bien nette ; à peine peut-on soupçonner quelques petits ganglions durs dans les régions sous-maxillaire droite et sous le sterno-cléido-mastoïdien du même côté.

L'examen des poumons révèle une intégrité parfaite.

Le cœur et les reins sont normaux, urines normales.

Étant donnée l'étendue des lésions, la laryngectomie est décidée.

On la propose au malade qui l'accepte.

L'opération est pratiquée par M. le Dr Le Bec, le 12 décembre 1902, avec l'aide de Réal, Muller, Cauzard et Ménager, qui donnent le chloroforme.

ANESTHÉSIE CHLOROFORMIQUE. — La tête est placée en position très déclive, les épaules étant légèrement surélevées par un coussin.

1er Temps. — Incision en T.

La branche verticale du T est médiane et descend jusqu'à deux travers de doigt sur le bord inférieur du cricoïde. La branche transversale répond à la saillie de l'os hyoïde, section successive des plans fibro-musculaires du cou. On peut ainsi ménager plus facilement de gros vaisseaux que l'on coupe entre deux pinces à forcipressure. Très peu de sang inonde la plaie. Le larynx et les deux premiers anneaux de la trachée sont mis à nu.

Le premier temps de l'opération a été plusieurs fois interrompu par de fréquentes alertes dues à la respiration défectueuse du malade.

2° *Temps.* — Section transversale. — Mobilisation des premiers anneaux. — Fixation à la peau de l'orifice supérieur de la trachée.

La section transversale est pratiquée entre le bord inférieur du cricoïde et le premier anneau de la trachée. Une pince à griffes accroche le bord antérieur de ce premier anneau et est confiée à un aide qui l'abaisse en bas et en avant. Ce mouvement permet au chirurgien de libérer la face postérieure de la trachée de ses adhérences avec l'œsophage. Ce temps de l'opération est assez délicat, il faut agir vite pour éviter la pénétration du sang dans la trachée, de sorte que la partie fibreuse de la trachée cède à son extrémité supérieure. On y remédie immédiatement en suturant les deux lèvres de la déchirure à la soie. Avec ce même fil de soie, on attire en avant l'orifice trachéal ; on se réserve de le fixer définitivement à la peau, à la fin de l'opération.

Dès ce moment, le chloroforme est administré au moyen d'un tube de caoutchouc adapté à un petit entonnoir de verre contenant une éponge sur laquelle on verse le chloroforme. La respiration difficile, bruyante du début de l'opération fait place à une respiration tranquille et paisible. Le suintement sanguin se tarit en partie.

3ᵉ Temps. — Extirpation complète et en masse du larynx. Le larynx, harponné à l'aide d'une pince à griffes, est libéré sur les côtés et sur la face profonde. On commence par la partie inférieure, pour remonter petit à petit vers le haut. Il faut avoir soin, dans cette manœuvre, de raser d'assez près les limites du larynx ; c'est la meilleure façon de léser le moins possible les nerfs et vaisseaux importants qui aboutissent au larynx ou qui l'avoisinent.

On enlève, en même temps que le larynx, l'épiglotte et le repli aryténo-épiglottique droit qui paraissent infiltrés par le tissu carcinomateux.

4ᵉ Temps. — Réfection de la paroi antérieure du pharynx. Pour cela, on rapproche autant que possible, par une suture à la soie, les deux lèvres de la gouttière pharyngée, depuis la partie inférieure de cette gouttière jusqu'à la base de la langue. Ce temps de l'opération est rendu difficile par l'extrême écartement des surfaces à rapprocher et la profondeur de la plaie. On eut aussi à parer à une alerte chloroformique assez alarmante ; le malade, en état de mort apparente, ne put être ranimé qu'après cinq ou six minutes de respiration artificielle.

5ᵉ Temps. — Fixation de la trachée à la peau. On la fixe d'abord par quatre points séparés à la soie, placés aux quatre points cardinaux de l'orifice trachéal. Puis, à l'aide d'une soie très fine, on unit plus intimement le rebord trachéal à la peau, au moyen d'un surjet.

6ᵉ Temps. — Suture de la peau avec des crins de Florence. Points séparés, drainage à droite et à gauche de l'extrémité inférieure de l'incision. Canule trachéale ordinaire. Une sonde œsophagienne avait été poussée dans

l'œsophage à travers les fosses nasales, avant la suture
cutanée. On la fixa dans cette position.

Durée de l'opération : 2 h. 1µ.

Chloroforme employé : 100 grammes.

Injection de 500 grammes de sérum.

Huile camphrée.

Le malade fut mis dans une chambre isolée, dans une
atmosphère humide et chaude, produite par l'évaporation
d'une solution aqueuse d'eucalyptus. Il portait une cra-
vate de gaze stérilisée, pour tamiser l'air inspiré.

Suites opératoires excellentes. Les pansements sont
renouvelés souvent. Les jours qui suivent l'opération, le
malade est nourri à la sonde à demeure.

Au quatrième jour, le malade se lève dans sa chambre.

Au sixième jour, le malade enlève lui-même sa sonde à
demeure et la remet chaque fois qu'il s'alimente.

Le neuvième jour, M. le docteur Le Bec enlève les fils
de soie qui unissent la trachée à la peau, il constate que
le premier anneau de la trachée s'est sphacélé et répand
une odeur infecte. Les parties sphacélées sont tombées et
la plaie a pris ensuite un bon aspect. Heureusement qu'aucune parcelle de ces tissus sphacélés n'est tombée dans
les bronches, ce qui aurait pu causer une pneumonie septique mortelle.

Au dixième jour, on s'aperçoit que la suture cutanée,
rompue en un point, laisse suinter de la salive, ainsi que
les aliments liquides que le malade essaie de déglutir. Il
s'était formé une fistule salivaire.

Traitement : des pansements plus fréquents.

L'examen laryngoscopique, pratiqué à cette époque par
M. le docteur Chatelier, permet d'apercevoir immédiatement en arrière de la base de la langue, un vaste infundibulum muqueux qui répond à la cavité du larynx et

immédiatement en arrière, séparé de cet infundibulum par un repli muqueux transversal, l'orifice supérieur de l'œsophage.

Cet infundibulum est en partie rempli de salive et est probablement l'origine de la fistule salivaire, et en tous cas l'entretient.

En effet, l'examen laryngoscopique, pratiqué au 25° jour, alors que la fistule salivaire s'était peu à peu fermée d'elle-même, permet de constater également la disparition complète de cet infundibulum représenté par une dépression légère où l'on pourrait à peine entrer la pointe d'un stylet.

Le malade sort guéri de l'hôpital. A sa sortie, nous voulons lui enlever la canule. A peine en était-il privé depuis 4 minutes, que nous étions forcés de la remettre en place. Sous les efforts d'inspiration, les bourrelets cutanés de l'orifice trachéal semblaient se rabattre en avant et en dedans, et tendaient à obturer l'orifice respiratoire, d'où suffocation continue.

En somme, suites opératoires exceptionnellement bénignes. Guérison définitive à peine retardée par l'apparition d'une fistule salivaire.

Au point de vue de la phonation, le malade est aussi un privilégié : il arrive, en effet, à parler d'une voix chuchotée très compréhensible. Son état ne paraît donc pas nécessiter l'emploi d'un appareil phonateur.

Cette voix chuchotée se fait par le mécanisme suivant : le malade fait une inspiration, l'air s'accumule dans tout le pharynx supérieur, et sort par les lèvres en produisant un son distinct.

Examen anatomo-pathologique. — La base et le bord droit de l'épiglotte sont infiltrés par le cancer et recouverts de bourgeons épithéliomateux.

3

Vue par l'orifice supérieur du larynx, la glotte apparaît presque complètement remplie par un énorme bourgeon cancéreux, dont on ne peut distinguer le point d'implantation ; une fente très étroite existe entre la face antérieure des aryténoïdes et la tumeur ; les lèvres de cette fente paraissent si rapprochées qu'on se demande vraiment comment pouvait s'accomplir l'acte respiratoire.

L'incision de la paroi postérieure du larynx permet d'écarter les deux lames latérales du thyroïde et de constater la pièce d'origine du cancer. La corde vocale droite, la bande ventriculaire droite et les aryténoïdes sont absolument envahis par le tissu carcinomateux.

L'examen microscopique pratiqué par M. Lorrain, chef de laboratoire, a fait connaître qu'il s'agissait d'épithélioma pavimenteux tubulé.

OBSERVATION XVIII

Laryngectomie totale pour épithélioma du larynx.
Observation recueillie dans le service de M. le professeur Forgue.

Le sieur A. S..., âgé de 56 ans, entre le 1 décembre 1903 dans le service de M. le professeur Forgue. — En 1897, il a consulté le professeur Hédon pour des phénomènes laryngés : troubles de la voix qui était voilée, sensations douloureuses, surtout marquées à la déglutition. M. Hédon conseilla des pulvérisations et des badigeonnages mentholés. Depuis 2 ans, le malade est aphone et éprouve de la gêne respiratoire.

Cet état s'est maintenu stationnaire jusqu'en septembre 1903, où se sont accrus gravement les phénomènes de sténose laryngée : l'aphonie est devenue absolue ; la dyspnée est considérable et, tous les deux ou trois jours, il survient des crises de suffocation. A l'entrée du malade dans le service, ces crises de suffocation sont devenues d'une intensité menaçante : quelques-unes sont très longues et durent une heure et demie, deux heures ; l'une d'elles a duré trois heures et a failli nécessiter la trachéotomie d'urgence. La gêne respiratoire est telle que l'examen laryngoscopique est rendu très difficile ; cependant le malade est envoyé à l'examen de M. Hédon qui peut constater l'obstruction du larynx par une tumeur diffuse, infiltrée. Son diagnostic est : transformation carcinomateuse d'un papillome diffus. L'excision d'un échantillon de la tumeur, pour l'examen anatomo-pathologique, est tentée à plusieurs reprises par M. Hédon, sur notre demande : chacune de ces tentatives détermine de tels accès de suffocation qu'il faut y renoncer. Au surplus, le cas ne paraît point douteux : l'aspect laryngoscopique est typique ; l'indication opératoire fournie par l'obstruction est nette; et la disposition diffuse et infiltrée du néoplasme empêche de penser à une laryngotomie : la laryngectomie est indiquée logiquement.

Elle est pratiquée le 16 janvier 1901. Une longue incision médiane est conduite, commençant au-dessus de l'os hyoïde et descendant jusqu'à la fourchette sternale. En deux coups elle est conduite jusque sur la face antérieure du thyroïde, jusqu'à la membrane crico-thyroïdienne dans l'intervalle des faisceaux internes des deux crico-thyroïdiens, et jusqu'à la face antérieure de la trachée. En bas on rencontre un isthme thyroïdien assez large qui est sectionné entre deux fortes pinces de Doyen. Les deux flancs du thyroïde sont dégagés à coups de bistouri menés parallèlement à la surface de chacune de ses moitiés latérales ; on désinsère et l'on écarte, avec deux larges écarteurs à griffes de Volkmann, le thyro-hyoïdien et l'insertion supérieure du sterno-thyroïdien. Les deux ailes du thyroïde sont ainsi libérées aussi loin que possible en arrière, et l'on sent du doigt le tubercule inférieur dégagé. L'anneau cricoïdien a été mis à découvert en avant et sur les côtés : j'ai soin de respecter les articulations cérato-cricoïdiennes. Chemin faisant, l'hémorragie a été médiane, bornée à la section de branches veineuses et à des rameaux artériels de la laryngée inférieure. A coups de sonde cannelée, on libère les flancs de la trachée et on essaie de pousser en arrière cette libération ; mais le malade a des menaces d'asphyxie et je me hâte d'inciser transversalement la trachée. Chacune des lèvres de cette section est saisie avec une pince à abaissement à deux griffes ; et, à petits coups de bistouri, j'achève en arrière la section transversale de la trachée et de sa membrane fibreuse : cette section porte au-dessous du deuxième cerceau.

En exerçant avec la pince à abaissement placée sur le bord inférieur de la trachée des tractions progressives, je tâche à libérer le plus bas possible la trachée, à coup de sonde cannelée, et je réussis à la mobiliser assez pour que sa tranche soit amenée dans la commissure inférieure de la plaie et y soit réunie par une couronne de crins fixant les bords cartilagineux aux parties molles. J'ai pu de la sorte me passer de la canule obturatrice conique de Périer.

Ceci fait, avec la pince placée sur le bord supérieur trachéal, je relève peu à peu le larynx, en le faisant basculer par son extrémité inférieure : avec la pointe des ciseaux fermés, je rase le chaton cricoïdien et le décolle d'avec la paroi pharyngienne correspondante. Quelques coups de pointe des ciseaux, à droite, puis à gauche, divi-

sent, tout contre les surfaces cartilagineuses, les attaches du constricteur inférieur du pharynx, sur la face
latérale du cricoïde, en arrière de la ligne oblique le long
du bord postérieur du thyroïde. Cela se fait sans hémorragie importante : quelques branches des laryngées
postérieures à forcipresser.

La pince à traction tenue par la main gauche continuant
à attirer fermement le larynx en avant et en haut, je pour-
suis le décollement du pharynx le plus haut possible, de
façon à n'ouvrir la muqueuse qu'à la limite extrême de ce
décollement, et en ménageant, par une désinsertion rasant
les surfaces laryngées, les couches musculaires des cons-
tricteurs. Je me proposais de réaliser, grâce à ces deux
conditions, les meilleures garanties possibles pour la fer-
meture du pharynx après la laryngectomie. Un coup de
ciseaux forts tranche la corne thyroïdienne supérieure.
Puis, successivement et transversalement, je divise au-
dessous de l'os hyoïde la membrane thyro-hyoïdienne, les
attaches hyoïdiennes des muscles cléido-hyoïdiens et
thyro-hyoïdiens gauches, le nerf et l'artère (qu'on forci-
presse) laryngés supérieurs gauches, le repli ary-épiglottique gauche, immédiatement au-dessus du tubercule de
Vrisberg, la base de l'épiglotte et le paquet adipeux pré-
épiglottique, le repli ary-épiglottique droit, les nerfs et
artères laryngés supérieurs droits, la partie droite de la
membrane thyro-hyoïdienne avec les insertions hyoïdiennes des cléido et thyro-hyoïdiens. Tout le larynx est ainsi
détaché.

Grâce à la précaution prise de pousser aussi haut que
possible, avant de l'ouvrir, le décollement de la muqueuse
du pharynx, il m'est facile de suturer à la base de l'épiglotte la partie du pharynx qui environnait l'entrée du
larynx. Je fais une suture en trois plans de surjet très soi-

gnés. Le premier unit le bord du pharynx avec la base
de l'épiglotte : les points de catgut traversent cette dernière en pleine épaisseur et intéressent pour plus de fixité
le bord incisé et la membrane thyro-hyoïdienne ; les deux
autres étages ramènent les couches musculaires du pharynx et les unissent à une bande conservée au-dessous de
l'os hyoïde et représentant les insertions hyoïdiennes des
cléido-hyoïdiens et thyro-hyoïdiens. Il y a là un détail important que je me propose de soigner encore davantage
dans mes laryngectomies ultérieures : je prendrai soin de
conserver autant que possible ces insertions musculaires
en largeur suffisante pour y trouver un solide plan de
réunion.

La cavité bucco-pharyngienne étant ainsi complètement
séparée du foyer traumatique, j'ai suturé aux crins, sur
la ligne verticale, les deux bords droit et gauche de l'incision médiane, en m'efforçant de ramener les muscles
vers la ligne blanche cervicale, en les comprenant dans
les points de suture. Au bas de cette suture, se trouvait
l'ouverture du bout trachéal inférieur, suturé à la peau
par sa couronne de fils.

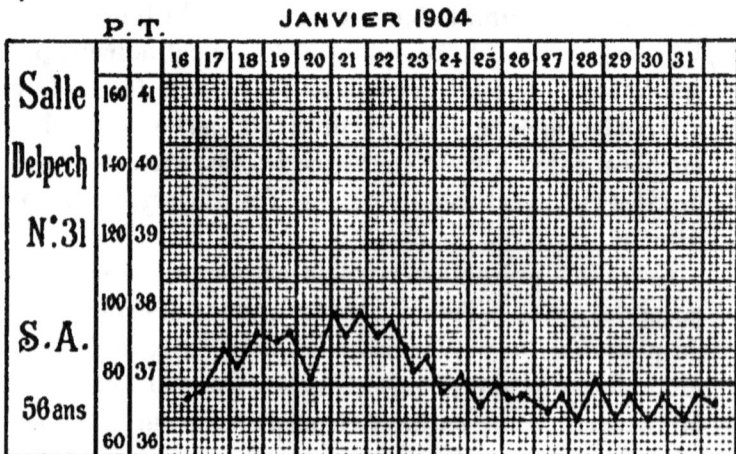

LARYNGECTOMIE

Les suites opératoires ont été remarquablement asep-
tiques. Le lendemain matin, le malade présentant de la
gène respiratoire croissante, M. Forgue observe que la
trachée, mal soutenue, s'affaisse et se comprime : aussi
introduit-il une canule qui, désormais, restera en place.
Ce fait démontre que l'on ne saurait se contenter d'abou-
cher à la peau, sans le soutien intérieur de la canule, la
tranche du bout inférieur de la trachée.

L'important était de ménager à la suture pharyngée les
tiraillements capables de la faire lâcher : aussi, pendant
18 heures, le malade n'a été autorisé à boire que de
petites gorgées d'eau, lentement déglutics. D'ailleurs,
cette déglutition, même pour la salive, était particulière-
ment douloureuse ; et le malade nous exprimait, par ges-
tes, combien il en était géné. La température n'est jamais
montée au-dessus de 38°. Il arrivait que la canule interne
s'obstruait fréquemment par des mucosités bronchiques :
une surveillance assidue en assurait le nettoyage régulier
et aseptique. A un moment, l'hypersécrétion bronchique
s'accentuant, nous avons fait faire, dans la chambre du
malade, des pulvérisations antiseptiques : thymol et eucalyptus. Dès le troisième jour, le malade a avalé, à petites
lampées, du lait froid ; dès le cinquième jour, du bouillon :
à aucun moment, nous n'avons vu des trous d'écoulement de ces liquides vers le foyer opératoire, sous la
ligne de suture cutanée ; celui-ci était donc parfaitement
isolé du pharynx : l'exclusion réalisée par notre suture
pharyngée était donc parfaite. Aussi, nulle trace d'inflammation dans les parties molles du cou : au quinzième
jour, quand nous avons enlevé les points de suture cutanée, la cicatrisation était parfaite et l'aspect des parties
normal. Au vingtième jour, le malade avait repris son
alimentation normale. Le malade est sorti guéri, sans

aucun point de récidive ; sa ligne cicatricielle médiane est nette ; les parties voisines souples et normales ; la canule bien supportée, sans irritation de son orifice.

Ce qui est intéressant, c'est l'état de la phonation. En raison de l'interruption de la communication entre la trachée et la cavité bucco-pharyngée cette phonation se limite aux sons qui peuvent se produire dans la bouche, avec les lèvres, les joues, la langue. Or, il se fait une progressive éducation que nous nous proposons d'étudier chez notre malade : quand il est sorti, nous pouvions, avec une grande attention, comprendre certaines de ses paroles, si l'on peut appeler ainsi les sons sourds, irréguliers que sa bouche émettait. Mais, certaines consonnes, surtout les dentales, les labiales, étaient nettement perçues. Nous nous promettons d'étudier chez lui, ultérieurement, la forme et les progrès de cette pseudo-voix (*pseudo-stimme* des Allemands), et de l'améliorer par un appareil phonétique à résonnance nasale, comme celui de Gluck.

Nous avons choisi comme observations des cas de laryngectomies qui ont donné des résultats heureux. Nous devons maintenant aborder l'étude des principales statistiques publiées par les chirurgiens et en tirer les conclusions qu'elles comportent :

1° Billroth, le père de la laryngectomie, sur 11 extirpations totales et partielles, a vu survenir 9 fois la mort, et les deux cas cités par Sulzer comme guéris ne portent aucune indication sur la durée de la guérison.

2° Krishaber (*Annales des maladies de l'oreille et du larynx*, 1879) rapporte 17 cas de laryngectomies totales, dont une guérison datant de 3 ans. Il admet, en principe, l'extirpation totale, à condition que le mal soit reconnu à temps.

3° Andréa Ceccherelli (*Imparziale de Florence*, 15 janvier 1881), s'exprime ainsi : « Le résultat final de l'extirpation du larynx n'est pas mauvais, puisque sur 30 opérés il y eut 20 guérisons certaines, 1 cas douteux et 9 morts seulement ; je crois qu'on ne peut guère en espérer de meilleurs. »

4° Lublinski (*Berlin. klin. Wochenschrift*, n° 1, 9 et 10, 1886) a réuni 76 cas d'extirpation totale du larynx.

Dans la première quinzaine, 31 opérés succombèrent. Il mourut ensuite 4 autres malades du fait de l'opération.

Des 41 qui eurent une guérison opératoire, 3 furent enlevés par des maladies intercurrentes et 20 de récidive.

Il reste donc 18 survivants, et encore 9 sont-ils douteux, de sorte qu'on ne peut compter sûrement que sur 9 succès définitifs.

Sur ces 9 guéris, un mourut de récidive 14 mois après l'opération.

Malgré ces résultats peu encourageants, l'auteur croit cependant que l'extirpation du larynx est l'opération de l'avenir et que le but doit être de perfectionner la technique.

5° Schwartz, dans sa thèse d'agrégation (1888), arrive aux résultats suivants : 33 0[0 des opérés succombent dans les quinze premiers jours de complications primitives ou secondaires dues à l'opération elle-même ; 7 0[0 succombent plus tard du fait même de l'opération ; au total, 2[5 des opérés ne survivent pas à l'opération elle-même. Si, d'autre part, l'on considère encore sous le coup d'une récidive tous ceux dont la durée de guérison n'est pas au moins égale à deux ans, on arrive à une moyenne de guérisons de 8 0[0 environ.

6° Baratoux (*Progrès médical*, 1887) rapporte 105 cas d'extirpation totale pour cancer avec 42 pour 100 de morts survenant du fait de l'opération, ou de complications, ou de récidives des 6 premiers mois.

Les survies sans récidives sont au nombre de 20. Mais en ne considérant comme guéris que les opérés ayant dépassé le douzième mois, on arrive à la proportion de 9 pour 100 de guérisons définitives.

7° La statistique de Scheier, de Berlin (*Deut. med. Wochen.*, n° 23, 1888), porte sur 68 cas d'extirpation totale. L'auteur donne les résultats suivants :

26,5 pour 100 de morts dues à l'opération ;

7,5 pour 100 de morts pendant le traitement consécutif ;

25 pour 100 de récidives ;

9 pour 100 de morts par maladies intercurrentes ;

32,5 pour 100 de guérisons dépassant 16 mois, dont 19 peuvent être regardées comme certaines.

8° La statistique de Wassermann porte sur 121 cas d'extirpation totale pour cancer. Cinq malades seulement ont été revus sans récidive quatre ans et demi après l'opération. L'auteur conclut ainsi : « Plus sera précoce l'extirpation du larynx pour tumeurs malignes, plus grandes seront les espérances d'une guérison radicale. Sans cette intervention, le malheureux patient est voué à une vie misérable pleine de tourments dont la mort est le seul remède. »

9° Kraus, de Vienne (*Allgem. med. Zeitung*, 15 avril 1890), rapporte 143 cas d'extirpation totale pour cancer, se décomposant ainsi :

Dans 57 cas, mort sans récidive dans les huit premières semaines après l'opération, soit 43 pour 100 ;

Dans 8 cas, mort sans récidive dans le courant de la première année, soit 6 pour 100 ;

Dans 38 cas, récidive dans la première année, soit 29 pour 100 ;

Dans 5 cas, récidive après la première année, soit 4 pour 100 de récidive ;

Dans 25 cas, la guérison a pu être considérée comme définitive, soit 18 pour 100.

10° Graf, de Berlin, donne les résultats de 48 opérations pratiquées depuis 1883 à la clinique de Von Bergmann. La guérison définitive a été obtenue :

4 fois à la suite d'extirpation partielle.
4 fois à la suite d'extirpation unilatérale.
2 fois à la suite d'extirpation totale.

11° La statistique de Pinçonnat (Thèse de Paris, 1890) porte sur 171 observations de laryngectomies totales, dont 151 pour cancers. « Dans nos 141 observations de cancers, nous avons 83 opérés ayant résisté à leur opération et ayant survécu au moins un mois. Quel bénéfice ces opérés ont-ils tiré de l'opération subie par eux ?

Sur ces 83 survivants, nous trouvons 29 fois la récidive notée, soit localement, soit dans les ganglions, et un cas où le cancer, ou bien s'est généralisé, ou bien a récidivé à distance ; il n'y avait pas dans ce cas de récidive locale.

L'étude de ces récidives nous fournirait des renseignements utiles au point de vue de la valeur thérapeutique de l'extirpation du larynx, et pourrait nous faire comparer d'une façon équitable l'ablation totale avec l'ablation partielle si la région où cette récidive apparaît était toujours indiquée ; malgré les renseignements imparfaits que nous possédons, nous n'hésitons pas à esquisser cette étude.

La récidive locale est indiquée 20 fois ; la récidive ganglionnaire 7 fois ; une fois la récidive s'est montrée dans la base de la langue et une fois dans la gorge.

Il est à remarquer que, toutes les fois, sauf une, que la récidive ganglionnaire a été constatée, l'intervention avait dépassé les limites du larynx ; c'est une des raisons pour lesquelles nous préconisons l'intervention précoce.

Il serait intéressant aussi de connaître les dates exactes de la réapparition du mal ; malheureusement, elles sont encore souvent indéterminées ; et dans les cas où nous avons pu recueillir ces dates nous avons trouvé que la récidive avait eu lieu :

Au bout de 6 semaines.	1	fois
— de 1 mois.	1	—
— de 2 mois.	1	—
— de 3 mois.	2	—
— de 4 mois.	6	—
— de 5 mois.	2	—
— de 6 mois.	2	—
— de 7 mois.	2	—
— de 8 mois.	1	—
— de 9 mois.	1	—
— de 10 mois.	1	—
— de un an	2	—
— de 14 mois.	1	—
— de 2 ans.	1	—
— de 2 ans et plusieurs mois. .	2	—

Dans les cas où la date de la récidive n'est pas indiquée, mais où la mort par récidive est mentionnée, nous trouvons que celle-ci est survenue :

De 0 mois à 3 mois. . . . . . 1 fois
De 3 mois à 6 mois. . . . . . 5 —
De 6 mois à 12 mois . . . . 9 —
De 12 mois à 15 mois . . . . 1 —
Epoque indéterminée . . . . 1 —
A 3 ans . . . . 1 —

Pour les cas où la guérison est signalée, nous trouvons les chiffres suivants :

Quelques jours . . . . . . 1 fois
De 1 mois à 2 mois. . . . . 4 —
De 2 mois à 3 mois. . . . . 2 —
De 3 mois à 4 mois. . . . . 2 —
De 4 mois à 5 mois. . . . . 5 —
De 5 mois à 6 mois. . . . . 3 —
De 6 mois à 9 mois. . . . . 6 —
De 9 mois à 12 mois . . . . 3 —
De 12 mois à 15 mois . . . . 3 —
De 15 mois à 18 mois . . . . 2 —
De 18 mois à 2 ans. . . . . 2 —
De 2 ans à 3 ans. . . . . . 3 —
De 3 ans à 4 ans. . . . . . 4 —
De 4 ans et au-dessus . . . . 3 —
8 ans (Hahn). . . . . . . 1 —

En somme, si nous considérons comme ayant béné-
ficié de l'intervention les opérés ayant survécu dix mois à
celle-ci, il y en a 26 dans ce cas. Empressons-nous de
dire que le rapport de ce chiffre avec le nombre des opérés ne donne pas le coefficient de guérison que peut donner l'extirpation totale dans le cancer du larynx, puisque,
dans beaucoup de faits, les opérés n'ont pas été suivis.

Mais, si faible que soit ce chiffre, il console des nombreux revers subis et il nous permet de ne pas rejeter complètement la laryngectomie, étant donné surtout que l'expérience nous apprend que, vis-à-vis d'une affection aussi inexorable que le cancer, aucune opération, quelque radicale qu'elle soit, n'est susceptible d'empêcher la récidive et qu'elle peut tout au plus la retarder. »

12° Le professeur Ottokar Chiari, de Vienne (*Annales de laryngologie*, 1898), a observé la durée de l'existence de 42 malades atteints de cancer du larynx.

Six malades moururent de leur affection sans avoir subi d'opération, au bout de sept, huit, dix, douze, vingt et un et vingt-quatre mois après le début probable du cancer. Un malade vivait encore après que l'on eut diagnostiqué le carcinome ; on ne l'a plus revu.

Quant aux malades trachéotomisés, 7 succombèrent :

2 sont morts	12 mois après l'apparition de l'affection ;			
2	—	18 mois	—	—
1 est mort	27 mois	—	—
1	—	36 mois	—	—
1	—	72 mois	—	—

L'un d'eux est encore vivant quinze mois après le début du cancer, et deux ont été perdus de vue quelques semaines après la trachéotomie.

Sur les 25 malades ayant accepté l'intervention radicale, soit la laryngo-fissure, soit l'extirpation totale ou partielle du larynx, huit moururent peu de temps après l'opération.

Neuf malades succombèrent à des récidives.

Huit furent considérés comme guéris, soit 19 pour 100.

Malheureusement, cette statistique ne comporte pas le nombre de malades qui avaient subi l'extirpation totale.

13ᵉ Léonardi (*Archiv. ital. di laring.*, 1891, fasc. 2) rapporte quatre observations de malades atteints de cancer du larynx qui furent opérés sans trachéotomie préalable, et l'on eut soin de suturer les parois du pharynx afin d'empêcher la communication de celui-ci avec les voies aériennes et prévenir le développement d'une pneumonie *ab ingestis*. L'auteur ajoute que c'est à cette dernière précaution que Novaro doit d'avoir jusqu'ici à son actif un si grand nombre de succès opératoires (9 sur 10).

14° Au Congrès allemand de chirurgie tenu à Berlin en 1900, Gluck s'exprime ainsi : « Je serais en mesure de présenter 17 malades guéris de cancers laryngiens. Jusqu'ici, j'ai soigné et opéré 61 cas de carcinomes laryngo-épiglottiques et de formes mixtes englobant le larynx, le pharynx et la langue, avec des résultats variables, mais peu favorables au début.

Sur ma dernière série de 35 opérations, j'ai eu seulement 3 décès, dont 2 consécutifs à l'intervention ; pneumonie chez un vieillard de 71 ans et intoxication par l'iodoforme chez un malade de 69 ans, tandis que le troisième succomba à une lésion secondaire : furoncle de la fesse avec un phlegmon septique, complication malheureuse qui me causa un vif chagrin.

J'avais opéré d'abord consécutivement 22 malades avec une seule mort, puis 26 cas avec 3 décès ; ultérieurement, j'ai atteint le chiffre de 35 avec 3 morts ; ce qui donne comme taux de la mortalité : d'abord 4,5 pour 100, puis 11 pour 100, et enfin 8 pour 100. »

15° Le docteur Cisneros, de Madrid, a vu 92 cancers du larynx de 1899 à 1903. Sur ce nombre, 45 furent jugés inopérables à cause de l'extension du mal, et 20 d'entre eux furent trachéotomisés.

Sur les 47 malades reconnus opérables, 26 acceptent l'intervention. M. Cisneros pratique :

1 extirpation endolaryngée et obtient une guérison ;

8 thyrotomies, qui donnent 6 récidives et 2 guérisons ;

4 pharyngotomies transhyoïdiennes avec thyrotomie, qui donnent 4 décès ;

2 extirpations partielles, qui donnent 2 guérisons ;

8 hémilaryngectomies, qui donnent 4 décès et 4 guérisons ;

3 extirpations totales, qui donnent 3 succès opératoires.

Ce qu'il y a de frappant dans ces diverses statistiques, c'est la diminution de la mortalité opératoire à mesure que nous nous approchons de l'époque actuelle, et par mortalité opératoire nous entendons non seulement la mortalité due au fait même de l'intervention, mais encore celle qui résulte des complications les plus fréquentes : broncho-pneumonie septique, hémorragies traumatiques, shock opératoire. Nous verrons quelles sont les causes qui ont fait diminuer cette mortalité. Quoi qu'il en soit, ceci prouve que l'intervention radicale devient de moins en moins dangereuse pour les malades et qu'elle mérite d'être tentée. C'est l'avis du professeur Chiari, de Vienne, qui écrit : « Je crois avoir le droit de préconiser l'opération radicale comme le meilleur remède du cancer du larynx, car près d'un tiers de mes malades opérés sont considérés comme guéris jusqu'ici, tandis que tous ceux qui avaient résisté à l'intervention étaient inexorablement frappés par la mort. Il va sans dire que l'opération radicale n'est pas sans offrir quelque danger, mais c'est le seul moyen pour obtenir la guérison. La trachéotomie peut prolonger l'existence, mais jamais elle ne guérit complètement. Je conclus que le devoir du médecin est de tenter l'extirpation radicale, tant que la tumeur n'est pas trop étendue et que les forces du malade n'ont pas trop baissé. »

Gluck partage aussi ces idées : « Tant qu'on n'aura pas réussi à supprimer le cancer par des mesures hygiéniques ou par la sérothérapie, dit-il, il faudra avoir recours au traitement chirurgical qui, tout en entraînant des délabrements, peut prolonger la vie du malade. »

Que doit-on considérer comme opération radicale ? C'est évidemment celle qui, en enlevant la totalité du mal, procure le plus de chances de guérison définitive. Il nous reste à examiner si la laryngectomie totale satisfait à ces conditions.

CHAPITRE IV

La valeur d'une opération se juge par le nombre de malades guéris du traumatisme chirurgical : c'est la valeur opératoire ; et par le nombre de malades ayant survécu un certain temps à l'opération, et de ce fait considérés comme guéris : c'est la valeur thérapeutique.

Valeur opératoire. — Le principal grief contre l'extirpation totale du larynx, invoqué par tous les partisans des interventions moins radicales comme la thyrotomie ou la laryngectomie partielle, c'est la mortalité opératoire effrayante.

Les décès imputables à l'opération sont : les hémorragies, les complications pulmonaires septiques, le collapsus cardiaque, les embolies pulmonaires.

Sur 171 observations de laryngectomies totales rapportées par Pinçonnat, la mort est survenue :

4 fois par hémorragie traumatique,

29 fois par pneumonie et broncho-pneumonie septiques,

8 fois par collapsus cardiaque,

1 fois par embolie pulmonaire, partie probablement des veines du cou thrombosées,

9 fois par cause inconnue.

Dans la statistique de Wassermann, qui comprend 131 cas, la mort est survenue :

40 fois par complications pulmonaires,

8 fois par collapsus,

3 fois par fausse route créée par la sonde œsophagienne,

2 fois par inanition,

8 fois par shock laryngien.

Nous devons donc compter dans le premier cas 120 guérisons opératoires, soit 70 pour 100, et dans le second cas 73, soit 54 pour 100.

Aujourd'hui cette mortalité opératoire s'est considérablement abaissée. Nous avons vu que Gluck, au congrès de 1900, rapportait une statistique à ce point de vue très démonstrative. La mortalité s'abaisse à 8 pour 100.

Comme le fait remarquer avec raison M. Le Bec, « entre cette proportion de guérisons obtenue par Gluck et celle que Goris indique pour la thyrotomie, il n'y a pas une telle différence puisque sur 62 cas de thyrotomies pour cancer, il y a 4 morts opératoires. De plus, la thyrotomie est souvent faite chez des sujets, dont l'affection bien limitée au larynx, n'a pas encore fait des cachectiques, tandis que Gluck opère des vieillards de 67 et 71 ans. »

La léthalité opératoire n'est pas moindre dans la laryngectomie partielle. Sur 49 observations rassemblées par Pinçonnat, la mort est survenue :

6 fois par accidents septiques à localisation pulmonaire,

2 fois par collapsus,

1 fois par arrêt du cœur,

1 fois par l'introduction de lait dans les voies respiratoires,

1 fois par cause inconnue,

Il y a donc eu 38 guérisons opératoires, soit 78 p. 100.

Comment a-t-on pu arriver à diminuer cette mortalité opératoire dans la laryngectomie ?

Les hémorragies traumatiques peuvent être en partie évitées. Pour cela on fait une incision en T de telle sorte que la branche verticale du T soit médiane et descende jusqu'à deux travers de doigt sur le bord inférieur du cricoïde. La branche transversale répond à la saillie de l'os hyoïde et sectionne successivement les plans fibro-musculaires du cou. On peut ainsi ménager plus facilement les gros vaisseaux que l'on coupe entre deux pinces à forci-pressure.

La principale cause des décès fréquents est constituée par les affections pulmonaires. Max Schuller pense « que ces complications sont dues tantôt à l'introduction dans les voies respiratoires de matériaux septiques, tantôt à un état inflammatoire accidentel, tantôt enfin à des inflammations qui existaient déjà avant l'opération. Basé sur ces idées, il est d'avis qu'il ne suffit pas de régler la position du malade et de faire le tamponnement de la trachée pour les prévenir ; mais il faut, avant tout, empêcher la décomposition septique des sécrétions, en veillant à une asepsie aussi parfaite que possible de la cavité buccale et pharyngienne. »

Dans le Bulletin médical du 1er juin 1890, Bardenheuer appelait de nouveau l'attention sur ce sujet :

« Une des principales causes d'insuccès de la laryngectomie réside dans une infection spéciale de la plaie, ayant son point de départ à la partie la plus déclive, entre la trachée et les muscles voisins. De là cette infection gagne le tissu cellulaire péritrachéal et s'enfonce dans le médiastin ; elle pénètre aussi dans la trachée et va créer une pneumonie septique. La mort survient ainsi au bout de 8 à 15 jours.

« Bardenheuer ayant perdu ainsi quatre opérés sur cinq, a cru trouver la cause de cette infection dans l'impossibilité qu'il y a, à l'aide d'un pansement même renouvelé plusieurs fois par jour, d'empêcher l'arrivée dans la plaie de liquides alimentaires et de sécrétions buccales très riches en bactéries et très infectieuses. Pour obvier à ce danger, il a soin maintenant de nettoyer la muqueuse buccale à l'aide d'une brosse à dents et de tampons secs d'ouate salicylée. Ces frictions sont répétées plusieurs fois par jour et plusieurs jours de suite. De plus, il a ajouté aux procédés classiques deux modifications importantes ; cela lui a permis de pratiquer récemment la laryngectomie quatre fois avec un succès constant. La première de ces modifications consiste à placer le malade au lit dans une situation telle que la tête soit fortement portée en arrière et que l'ouverture de la trachée se trouve au point le plus élevé. Pour cela, on supprime l'oreiller et le traversin, et aussi le tiers supérieur du matelas. La tête repose alors dans une dépression et tout écoulement de salive ou de mucosités devient impossible. En second lieu, il faut établir une sorte de cloison, de toit protecteur, entre la cavité buccale et la cavité opératoire. Pour cela, pendant l'extirpation, M. Bardenheuer isole la paroi antérieure de l'œsophage d'une part, et la muqueuse sous-jacente à l'épiglotte d'autre part, aussi loin que faire se peut ; puis, la tumeur une fois enlevée, il les suture. Au besoin, il avive le bord libre de l'épiglotte pour le suturer à l'œsophage. Cette cloison empêche le passage des liquides septiques et s'oppose à toute infection de la plaie ; celle-ci est comblée avec de la gaze stérilisée. On renouvelle le pansement au bout de plusieurs jours (2 à 8 jours), c'est-à-dire souvent lorsque les granulations sont bien développées.

« L'époque à laquelle doit se faire le premier pansement est déterminée par l'état de la suture ; si celle-ci tient bien, il est inutile de le faire avant 8 jours. Autre avantage : le malade peut déglutir lui-même, et deux fois au moins, il a été inutile de l'alimenter à la sonde. L'introduction de la sonde n'est pas toujours aisée, c'est donc une grosse difficulté de moins. Chez les deux premiers opérés de cette nouvelle série, une fistule s'est produite au bout de 5 à 6 jours et la suture n'a lâché complètement qu'au bout de 8 à 10 jours. Chez le troisième, elle a tenu 12 jours. Chez le quatrième, au bout de 20 jours, on la distinguait à peine et c'est artificiellement qu'il a fallu rétablir la communication entre la bouche et la cavité opératoire. Il est inutile de laisser subsister cette cloison aussi longtemps; au bout de 14 jours, il n'y a plus à redouter que la salive infecte la plaie ; celle-ci est alors bien recouverte d'un tissu de granulation. A ce même moment, on peut rapprocher les lambeaux latéraux formés par les téguments et fermer la plaie. »

Dans un travail récent, Jacques et Grosjean attribuent une pathogénie assez complexe aux broncho-pneumonies post-opératoires.

A leur avis, le principal rôle dans l'infection des voies respiratoires est dû à leur envahissement par les liquides septiques venus de la cavité buccale.

L'air atmosphérique exerce aussi une action funeste en pénétrant directement dans la trachée, sans s'être, au préalable, réchauffé et débarrassé d'une partie de ses microbes, dans les fosses nasales et le rhino-pharynx.

Enfin, chose qui n'avait pas été signalée jusqu'à maintenant, ces auteurs admettent une action inhibitoire réflexe. « L'irritation des extrémités nerveuses sectionnées, en rapport avec les matériaux de pansement, déter-

minerait une inhibition de centres vaso-moteurs pulmonaires. Il se produirait alors une vaso-dilatation paralytique
du poumon, cause prédisposante pour l'infection. »

A ces différentes causes de broncho-pneumonie, les
chirurgiens ont obvié par des perfectionnements du pro-
cédé opératoire, ainsi que le conseille Bardenhauer, et
par des soins consécutifs plus minutieux.

Au dernier congrès de laryngologie, d'otologie et de
rhinologie, tenu à Paris les 2, 3 et 4 mai 1901, Lombard
présente, au nom de M. Sébileau et au sien, un malade
opéré avec succès de laryngectomie totale pour cancer ;
le malade a été opéré le 18 mars dernier. Il est actuellement guéri. Il s'agissait d'un épithélioma intrinsèque du
larynx, dont le diagnostic clinique fut confirmé par l'examen histologique. Il n'y avait pas de ganglions et les cartilages ne sont pas modifiés.

M. Lombard pense que les heureux résultats obtenus
doivent être en grande partie attribués à quelques détails
de technique post-opératoire, qui ne sont pas sans impor-
tance :

« 1° Après l'opération et pendant les quelques jours
qui suivent, le malade est maintenu en décubitus très
incliné, la tête basse. C'est l'attitude que M. Sébileau
impose dans son service à tous les opérés du pharynx
chez lesquels la bouche est en communication avec le cou
par la brèche respiratoire.

» 2° La fréquence des pansements. Ils doivent être
quotidiens.

» 3° L'emploi d'une canule à trachéotomie, dont l'orifice externe se trouve reporté à 2 centimètres en avant du
plan cutané. Le pansement du cou est plus facile et les
sécrétions ne s'écoulent pas sur la ligne de suture de la
trachée à la peau. »

Une autre cause de mort dans l'extirpation totale du larynx est constituée par le shock opératoire.

Stœrk pense que la mort surviendrait ici par arrêt du cœur. Cet arrêt serait causé par la destruction du rameau cardiaque du pneumogastrique, qui est quelquefois emprisonné dans la muqueuse de la paroi postérieure du pharynx. La conclusion serait qu'il faut préserver la muqueuse toutes les fois que cela est possible.

D'après MM. Le Bec et Réal, il faudrait surtout tenir compte, dans le cas de collapsus cardiaque, de l'état général plus ou moins précaire du malade et surtout de son âge avancé.

« L'étude des observations, écrit M. Pinçonnat dans sa thèse, nous apprend qu'un facteur important de la mortalité par shock opératoire est l'âge du sujet : deux fois, la mort est survenue par cette cause chez des malades âgés respectivement de 76 et 78 ans. L'âge serait donc une contre-indication à la laryngectomie. »

On peut aussi éviter le collapsus cardiaque en opérant de bonne heure le cancer laryngé et en n'attendant pas la cachexie néoplasique pour intervenir radicalement.

Les autres accidents, tels que les embolies pulmonaires, l'anesthésie chloroformique, etc., n'entrent que dans une faible part dans les causes de la léthalité opératoire.

Valeur thérapeutique. — Le 23 novembre 1887, dans une séance de l'Académie de médecine, Tillaux présentait un malade trachéotomisé le 27 juin pour un cancer du larynx, et prononçait ces paroles : « L'histoire de mon malade tend à démontrer que, dans certaines circonstances, la trachéotomie est appelée à rendre de grands services, et j'avoue que, pour mon compte, je ne suis pas éloigné de la préférer, en général, à l'extirpation com-

plète. Il s'est produit ce que nous observons journelle-
ment dans le cancer du rectum, qui paraît rétrograder
quelque peu pendant les premiers temps qui suivent la
formation d'un anus artificiel au-dessus de la tumeur. »

M. le professeur Verneuil est plus affirmatif : « La
supériorité de la trachéotomie palliative sur l'extirpation
totale me paraît aujourd'hui démontrée par les statistiques, qui nous font voir que la survie dans le premier cas
est infiniment plus complète que dans le second. »

Pour réfuter ces opinions, comparons les statistiques
suivantes que nous trouvons dans la thèse de Mongour :

Survie après trachéotomie pour cancer du larynx (Stat. de Schwartz).		Survie après laryngectomie pour cancer du larynx (Stat. de Kraus).	
Mort immédiate	3	Mort immédiate	0
— de 0 à 1 jour. . . .	3	— de 0 à 1 jour. . . .	2
— de 1 à 2 jours . . .	2	— de 1 à 2 jours . . .	5
— de 2 à 8 jours . . .	5	— de 2 à 8 jours . . .	39
— de 15 jours à 1 mois .	6	— de 15 jours à 1 mois .	15
— de 1 mois à 2 mois .	6	— de 1 mois à 2 mois. .	4
— de 2 mois à 6 mois .	19	— de 2 mois à 6 mois. .	33
— de 6 mois à 1 an . .	32	— de 6 mois à 1 an . .	28
— de 1 an à 2 ans. . .	12	— de 1 an à 2 ans. . .	12
— de 2 ans à 3 ans. . .	2	— de 2 ans à 3 ans. . .	2
— de 3 ans à 4 ans. . .	1	— de 3 ans à 4 ans. . .	1
Guérisons.	0	Guérisons.	20

On voit, d'après ces statistiques, que si les chances de
survie sont à peu près les mêmes dans les deux cas, en
revanche, on remarque que l'extirpation du larynx a des
guérisons à son actif ; la trachéotomie n'a que des décès.

En résumé, nous pensons avec Pinçonnat « que la trachéotomie dans le cancer du larynx ne doit être qu'une
opération d'urgence, pour parer à des accidents imminents
d'asphyxie. Elle sera encore réservée pour les cas de can-

cers extrinsèques, où le néoplasme a pris des proportions envahissantes considérables, alors que les ganglions sont envahis et que l'extirpation complète du mal paraît impossible. Une autre considération donne de la valeur à notre opinion : il résulte, en effet, d'une intéressante statistique dressée par M. Schwartz, et portant sur 108 cas de trachéotomie pour cancer du larynx, que c'est surtout un an à trois ans après le début de la maladie qu'on est obligé d'intervenir chirurgicalement ; or, ne vaut-il pas mieux, dans ces conditions, courir les chances d'une opération radicale dont les résultats seront d'autant plus favorables qu'elle aura été pratiquée plus tôt ? »

La thyrotomie ne peut, pas plus que la simple trachéotomie, remplacer l'extirpation totale du larynx dans la thérapeutique du cancer de cet organe. « Deux malades, dit Moure, chez lesquels je suis intervenu en 1888 par la thyrotomie, et qui tous deux étaient porteurs de petits néoplasmes des cordes vocales parfaitement limités, mais de nature épithéliale, m'ont fourni deux insuccès ; l'un d'eux, âgé de 60 ans, a succombé neuf mois après de récidive ; l'autre est encore vivant, mais la tumeur a récidivé deux ans après l'opération. »

Maintenant se pose la question de savoir laquelle des opérations vaut mieux, de la laryngectomie totale ou de la laryngectomie partielle? Nous savons déjà que la mortalité opératoire est sensiblement égale dans les deux cas. Interrogeons les statistiques pour savoir quelle est la durée de survie sans récidive. Nous constatons des guérisons maintenues deux ans, cinq ans, huit ans même dans un cas, après les laryngectomies totales ; au contraire, la plus longue survie est de quatre ans dans la laryngectomie partielle.

Wassermann, qui a réuni 71 cas d'extirpation partielle du larynx, n'a trouvé que 5 guérisons.

Schwartz a observé 37,8 0⟨0 de récidive avant un an après l'extirpation partielle et 27 0⟨0 seulement avant un an après l'extirpation totale.

Nous sommes donc autorisé à conclure avec Mongour : « Les chiffres de la mortalité et de la survie dans l'extirpation partielle se rapprochent sensiblement de ceux que nous avons trouvés dans l'extirpation totale. Aussi, nous croyons que ces interventions limitées sont rarement applicables à la période de diagnostic confirmé. Parfois bonnes en apparence, elles sont en réalité mauvaises : dans l'épithélioma et le carcinome principalement, les cartilages sont atteints de bonne heure en raison de la tendance marquée du cancer à s'étendre en profondeur. Le diagnostic de ces lésions est d'une difficulté extrême, nous ne voulons pas dire impossible, au moins sur le vivant ; et nous pourrions citer plusieurs malades qui ont dû subir, inutilement du reste, l'extirpation de la portion restante de l'organe malade. Nous estimons donc que l'extirpation partielle est une opération à rejeter jusqu'au jour où les progrès de l'anatomie pathologique nous permettront de formuler la première de ces indications ou lorsqu'on nous aura démontré clairement sa supériorité sur l'extirpation totale. »

Le meilleur argument en faveur des opérations conservatrices est la persistance notable de la voix. Certaines thyrotomies ont conservé aux opérés une voix presque normale ; tels sont les cas de Eeman et Bœckel.

Aujourd'hui la prothèse phonétique a fait de grands progrès. On a construit des larynx artificiels, appareils perfectionnés destinés à remplacer les cordes vocales, et grâce auxquels les malades s'expriment convenablement.

D'ailleurs, la voix est le plus souvent voilée après extirpation partielle, et dès lors il n'y a pas une grande différence entre ces opérés et celui de MM. Le Bec et Réal ou celui de notre maître M. Forgue, qui parlent distinctement à voix chuchotée.

En somme, le seul avantage de la thyrotomie est le rétablissement de la respiration sans le port d'une canule. C'est un avantage bien minime si l'on songe aux dangers de la récidive, qui souvent, après la thyrotomie, survient rapidement. Nous adoptons les conclusions de MM. Le Bec et Réal :

« La laryngectomie totale tend à devenir l'opération indiquée de tous les cancers opérables du larynx. Si vraiment elle fournit une mortalité de 8 0|0 dans les mains de chirurgiens expérimentés comme Gluck, pourquoi la rejeter, alors que l'on accepte si volontiers l'hystérectomie abdominale pour cancer qui, suivant les statistiques étudiées par Richelot, donne 32 0|0 de mortalité et d'autres opérations qui fournissent une mortalité au moins équivalente.

» Nous concluons donc en faveur de la laryngectomie précoce. Dès que le cancer du larynx est diagnostiqué, c'est aux mains du chirurgien que le malade devrait être remis. »

CHAPITRE V

CONCLUSIONS

I. La laryngectomie totale est une opération grave, mais qui a été injustement appréciée.

II. La mortalité opératoire a surtout pour cause des complications pulmonaires que l'on peut éviter par une asepsie rigoureuse.

III. Les résultats opératoires des interventions partielles ne sont pas meilleurs. Les mêmes complications peuvent survenir.

IV. La laryngectomie totale donne plus de chances de guérison définitive.

V. Les conditions d'intervention sont le plus souvent mauvaises. On opère en général trop tard. Les plus longues survies s'observent chez les malades opérés le plus près possible du début de leur affection. L'intervention sera d'autant plus profitable qu'elle sera plus précoce.

INDEX BIBLIOGRAPHIQUE

1872 D' MANDL. — Traité pratique des maladies du larynx et du pharynx. Paris, 1872, p. 695.

1873 BILLROTH. — Archiv. für klin. Chirurgie. Bd XVII, p. 343.

1875 LANGENBECK. — Berliner klin. Wochens., 1875, n° 33.

1876 HERMANTIER. — De l'extirpation totale du larynx. Historique, technique opératoire. Thèse de Paris, 1876.

1877 KOSINSKI, de Varsovie. — Centralblatt für Chirurgie, n° 26, p. 401.

1878 BOTTINI, de Turin. — Annales des maladies de l'oreille et du larynx, p. 182.

1880 HUETER. — Handbuch der allgemeinen und speciellen chirurgie von Pittha und Billroth, Dritter Band, Erste Abtheilung, Trachéotomie und Laryngectomie, 1880, p. 99.

1881 FOULIS. — Indications pour l'extirpation complète ou partielle du larynx. Analyse in Annales des mal. de l'oreille et du larynx.

1882 BLUM. — De l'extirpation du larynx. Revue critique. Archives générales de médecine, juillet 1882, VII° série, t. X, p. 68.

MULTANOWSKY, de Saint-Pétersbourg. — Centralblatt für chirurgie, 1882, n° 25, p. 420.

1884 ZEZAS. — Ueber kehlkopfsextirpation bei carcinome. Arch. für klin. Chir. Bd XXXI, p. 171, 1884.

1885 SALZER. — Larynx extirpationen in der klinik Billroth's, 1870-1884, Archiv. für klin. Chir. Bd XXXI, pp. 848-888.

1886 SCHWATZ. — Thèse agrégation. Paris, 1886, p. 203.

BARATOUX. — Progrès médical, n° 13, pp. 263 et 308, 1886.
   —   —   n°° 20, 22, 25 et 28 juin 1888.

SOLIS COHEN. — Art. Laryngectomie de l'Encyclopédie de Chirurgie, 1886.

1887 VIRCHOW. — Berlin. klin., 1887.

MONOD et RUAULT. — Contribution à l'étude des indications de thyrotomie et de la laryngectomie pour cancer du larynx.

Gaz. hebd. de médecine, 1887, p. 821.

Journal de médecine de Bordeaux, 1887 (juin).

Académie de médecine, 22 nov. 1887.

Bulletin médical, 1888, p. 971.

Progrès médical, mai et juin 1888.

Province médicale, 28 avril 1888.

Revue mensuelle de laryngologie et d'otologie, juin 1888.

DEMONS. — Journal de médecine de Bordeaux, 12 juin 1887. Congrès français de chirurgie, 1888, p. 46.

1888 CHARAZAC. — Gazette médico-chirurg. de Toulouse, 1888, et Revue mensuelle de laryngologie, p. 303.

LE FORT. — Extirpation du larynx. Bull. méd. Paris, 1888.

MOREL-MACKENZIE. — La dernière maladie de Frédéric le Noble. Paul Ollendorf, Paris, 1888.

SCHMIDT. — Deutsch. med. Wochenschrift, p. 861.

MAYDL. — Die prognose bei der kehlkopfsextirpation Wienne, 1888, p. 113. Deutsch. med. Wochensch., 1889, p. 61.

WOLFENDEN. — Journal of Laryngology. Londres, 1888, p. 8.

MORSE. — Med. und chir. Report, 1888, p. 259.

NEWMANN. — Glasgow med. journ., fév. 1888, p. 97.

1889 BARCLAY. — Brit. med. journal.

HAHN. — Archiv. für klin. Chir., 37-3, 1889. Journal de méd. de Bordeaux, 3 mars 1889.

SCHEDE. — Deutsch. med. Wochensch.

WASSERMANN. — Deutsch. Zeitschrift für Chirurg.

1890 PINÇONNAT. — Thèse de Paris.

SALOMONI. — Thèse de Crémone.

MONGOUR. — Thèse de Bordeaux.

PÉRIER. — Extirp. du larynx sans trachéotomie préalable. Soc. Chir., 19 mars 1889.

1893 HERCZEL. — Société des méd. de Budapest, 22 nov. 1893.

1894 LÉONARDI. — Archiv. ital. di laring, 1894, fasc. 2 Ann. mal.
      larynx, 1894.

1895 SOLIS-COHEN, de Philadelphie. — Brit. med. journ., p. 1100.

1900 Congrès de chirurgie de Paris.

1901 GLUCK. — La chirurgie moderne du larynx, Ann. mal. oreille et
      larynx, 1900, p. 438.

      GUARNERI. — Archiv. ital. di otol. Torino, 1900, IX, 432-439.

      GOTTSTEIN. — Zwei fälle von operativ behandellen larynxcar-
      cinom. Breslau, 1900, p. 96.

1902 JACQUES et GROSJEAN. — Revue laryng. Bordeaux, 1902, II.

      NICTERT. — Saint-Louis Med. Rew., 1902, XLVI, pp. 127-128.

      BOTEY. — Gaz. méd. catal. Barcelone, 1902, XXV, 481-483.

      GORIS — Presse méd. belge. Brux., 1902, LIV, 433-435.

      MILLER. — Brit. méd. journ. Lond., 1902, II, p. 178.

1903 Annales des maladies du larynx. *Le Bec et Real*, p. 324.

      SEMON (Félix). — Ann. mal. oreille et larynx, p. 513.

      BEVAN. — Carcinoma of the larynx. Ann. Surg. Philad., 1903,
      XXXVII, p. 463.

      INGALS. — Laryngectomy for carcinoma. Journ. Ann. Med. Ass.
      Chicago, 1903, XI, pp. 617-621.

      HALSTEAD. — Pharyngo laryngectomy. Illinois Med. Journ.
      Springfield, 1903, p. 738.

      CISNEROS. — Archiv. internat. de laryng., d'otol. et de rhinol.
      Nové. Déc., 1903, p. 1251,

      LOMBARD, de Paris. — Congrès français de laryng. d'otol. et de
      rhinol. Paris, 2, 3 et 4 mai 1904. Archives intern. de laryng.,
      mai 1904.

www.ingramcontent.com/pod-product-compliance
Lightning Source LLC
Chambersburg PA
CBHW070817210326
41520CB00011B/1990